DU

TRAITEMENT DES TUMEURS ÉRECTILES

EN PARTICULIER

PAR LES INJECTIONS DE CHLORAL

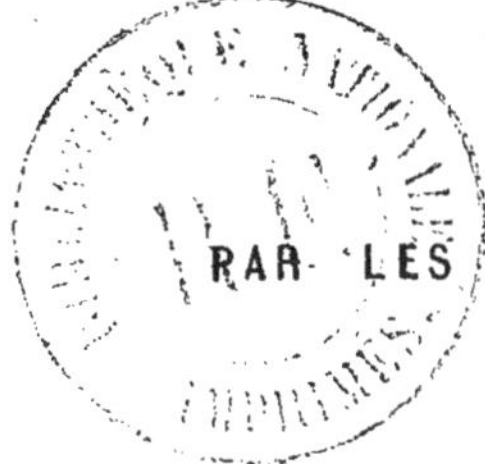

PAR

Henri MOUILLARD

DOCTEUR EN MÉDECINE

Ancien externe des hôpitaux de Paris.

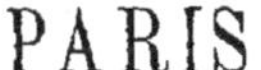

PARIS

TYPOGRAPHIE DE PILLET ET DUMOULIN

5, RUE DES GRANDS-AUGUSTINS, 5

1876

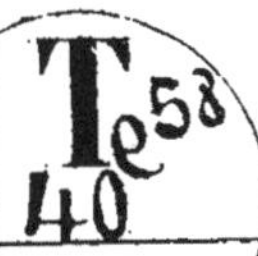

DU

TRAITEMENT DES TUMEURS ÉRECTILES

EN PARTICULIER

PAR LES INJECTIONS DE CHLORAL

PAR

Henri MOUILLARD

DOCTEUR EN MÉDECINE

Ancien externe des hôpitaux de Paris.

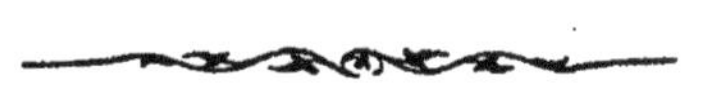

PARIS

TYPOGRAPHIE DE PILLET ET DUMOULIN

5, RUE DES GRANDS-AUGUSTINS, 5

—

1876

A LA MÉMOIRE DE MON PÈRE

A MA MÈRE

A MES SŒURS

A MES PARENTS ET AMIS

A mon Président de Thèse, M. VERNEUIL

Professeur de Clinique chirurgicale
à la Faculté de médecine de Paris.

—————

A mes Maitres dans les Hôpitaux :

M. ROGER

Médecin à l'hôpital des Enfants-Malades

(*Externat 1871-1872*)

M. le Professeur LEFORT

Chirurgien à l'hôpital Beaujon

(*Externat 1872-1873*)

M. LAILLER

Médecin à l'hôpital Saint-Louis

(*Externat 1873-1874*)

TRAITEMENT DES TUMEURS ÉRECTILES

EN PARTICULIER PAR LES INJECTIONS DE CHLORAL

INTRODUCTION

Ayant eu l'occasion de voir traiter par M. le professeur Verneuil une tumeur érectile de la lèvre
supérieure par les injections d'hydrate de chloral,
nous avons cru intéressant et utile de rapporter le
résultat de ce nouveau procédé et de rassembler les
observations de tumeurs érectiles traitées par cette
méthode.

Nous saisissons avec empressement l'occasion de
remercier bien sincèrement M. Marc Sée de l'obli-
geance qu'il a mise à nous communiquer les observations de tumeurs érectiles qu'il a traitées par les
injections de chloral.

Après avoir résumé brièvement les notices rela-
tives à l'anatomie pathologique des tumeurs érectiles, nous étudierons leur traitement, insistant sur
les procédés modificateurs, les injections de perchlorure de fer et de chloral en particulier.

1

Définition. — On entend par tumeur érectile une production accidentelle constituée principalement par la dilatation et la multiplication des vaisseaux qui transmettent le sang des artères aux veines. Les recherches modernes, et celles de Luigi Porta ont établi que, sinon dans toute la durée du mal, du moins à son début, on ne trouve dans la tumeur que des lacis de vaisseaux sans aucune trace de tissus spongieux. La formation de celui-ci, lorsqu'elle a lieu, est presque toujours consécutive ; c'est un accident de structure qui ne peut être considéré comme le caractère fondamental de la lésion.

De même qu'il y a dans l'anatomie normale deux tissus érectiles, celui du corps caverneux et celui du tissu érectile de l'urèthre, de même il y a deux variétés de tumeurs érectiles se rapportant à chacun de ces types. Opinion bien différente de ceux qui, comme Dupuytren et Boyer, ne voyaient que des tumeurs érectiles analogues aux tissus caverneux ; de ceux qui, comme Grœfe, en Allemagne, ne les faisaient consister qu'en une simple dilatation de vaisseaux capillaires (angiectasie).

Classification. — Le point de départ des tumeurs érectiles est, soit dans le réseau capillaire veineux, soit dans le réseau capillaire artériel, ou dans le réseau capillaire intermédiaire. Il a servi à leur classification en tumeurs érectiles artérielles, tumeurs érectiles veineuses , tumeurs érectiles intermédiaires ou capillaires. (Broca, *Traité des tumeurs.*)

« On conçoit qu'une même lésion occupant des siéges très-voisins, mais cependant distincts, puisse donner lieu à des effets différents. En effet, d'après l'observation clinique, si l'on examine des tumeurs érectiles à leur début, sur la peau on voit que les unes sont rouges ou rosées et pleines de sang artériel, les autres d'un bleu plus ou moins foncé et pleines de sang veineux. Si maintenant on suit le développement de ces tumeurs, soit qu'elles restent stationnaires ou se développent considérablement, on trouve que dans toute la durée de leur existence, elles conservent respectivement le caractère artériel ou veineux qu'elles présentaient dès le premier jour. Enfin, lorsque par exception elles donnent lieu à la dilatation des vaisseaux adjacents, cette dilatation ne se fait pas indistinctement sur les artères et sur les veines. Celles qui, dans l'origine, étaient rousses ne font le plus souvent que dilater les artères ; celles qui étaient bleues ne font que dilater les veines. On est donc autorisé à admettre ces deux variétés. » Quant à la troisième , M. Broca ne nie pas son existence, mais elle ne peut être démontrée ni par l'anatomie ni par la clinique.

Pour ma part, dit M. le professeur Broca, je n'ai vu aucune tumeur érectile qui ne fût manifestement artérielle, ou manifestement veineuse.

Anatomie pathologique. — Les tumeurs érectiles ont leur point de départ dans les vaisseaux de transition artériels ou veineux, dans le réseau intermédiaire ou des capillaires proprement dit.

Le premier phénomème qui a lieu est la dilatation des capillaires, soit au réseau de transition veineux; les capillaires se dilatent : de 0,15 millimètres de diamètre, leur diamètre normal; ils arrivent à avoir de 0,01 à 0,04 millimètres, sans épaississement ni diminution de leurs parois; la dilatation se fait aussi en longueur et ils arrivent ainsi à former des anses repliées, des flexuosités entrelacées, entortillées, pelotonnées, sous lesquelles le tissu primitif de l'organe disparaît entièrement, formant ainsi par leur ensemble un lacis inextricable.

M. Porta, par une dissection délicate, est arrivé à reconnaître que le tissu de la tumeur érectile peut se décomposer en un nombre considérable de granulations de la grosseur d'un grain de mil, analogues aux papilles vasculaires. Ces granulations sont dues à l'enroulement qui résulte de la dilatation et de l'allongement du capillaire, présentant des prolongements qui ne sont autre que des vaisseaux nouveaux. Ce fait est de la plus haute importance, car il est la caractéristique anatomique des tumeurs érectiles.

Les granulations ne sont jamais exclusivement vasculaires, elles possèdent une sorte de stroma, composé de fibrilles, de tissu conjonctif et d'éléments fibro-plastiques. On verra plus tard l'importance que peut avoir ce stroma dans la cure spontanée ou provoquée des tumeurs érectiles.

Les phénomènes du second degré consistent dans une dilatation irrégulière des capillaires qui offrent des bosselures et les font ressembler en petit à des paquets variqueux.

Les phénomènes qui caractérisent le troisième degré sont des plus importants. Les capillaires se rompent, il se forme un système de lacunes dans le tissu conjonctif de la tumeur. Ces lacunes communiquent toutes entre elles et souvent avec les vaisseaux ; ces cavités, visibles seulement au microscope au début, peuvent s'agrandir, se confondre et former des poches spacieuses, larges de un et plusieurs millimètres. Cette apparence de la tumeur était la seule qui eût été constatée par Dupuytren.

Une tumeur érectile ne passe pas nécessairement par les trois degrés ; le premier seul est constant. Il y a des tumeurs érectiles volumineuses caractérisées par les phénomènes du premier degré ou la dilation capillaire, et des tumeurs petites et récentes caractérisées par les phénomènes du troisième. Enfin les trois degrés peuvent se rencontrer dans la même tumeur.

A mesure que la tumeur s'accroît, les veines et les artères comprises dans son épaisseur se dilatent à leur tour. Leur dilatation peut être considérable et contribue à augmenter le volume de la tumeur ; elles peuvent à la longue présenter des perforations, ce que Gerdy a désigné sous le nom de *veino* et *d'ar-terio-criblure*. La dilatation des artères et des veines ne s'étend pas d'ordinaire au delà des limites de la production accidentelle, d'où la possibilité d'extirper par l'instrument tranchant, presque sans hémorrhagie, les tumeurs érectiles.

Les veines envergentes et les artères afférentes peuvent se dilater. La dilatation des veines s'étend rarement jusqu'à une grande distance. Les varicosités qui entourent la tumeur ne constituent pas un obstacle à l'extirpation.

Les artères afférentes se dilatent fréquemment dans les tumeurs érectiles artérielles, leur dilatation peut remonter très-loin et donner lieu aux anévrysmes cirsoïdes. Cette complication des tumeurs érectiles est des plus sérieuses ; les tumeurs érectiles peuvent subir diverses modifications, elles peuvent passer à l'état graisseux, à l'état fibreux ; il peut s'y former des oblitérations vasculaires et des kystes. Dans le premier cas la tumeur prend l'aspect du lipome ; dans le second cas le stroma s'hypertrophie, par sa rétraction oblitère les vaisseaux de la tumeur qui cesse d'être érectile et se transforme en une masse inodulaire beaucoup plus petite et qui peut même se résorber. C'est la conséquence d'une inflammation qui succède à une ulcération, à une contusion ou à une des méthodes qui ont pour but d'imiter le mécanisme des guérisons naturelles.

Les oblitérations vasculaires sont dues à des phlébolithes concrétions sanguines à demi pierreuses, tout à fait semblables à celles qui se produisent dans les paquets variqueux des membres inférieurs. Ces phlébolithes oblitèrent les vaisseaux qu'elles occupent, mais comme elles sont toujours en petit nombre elles ne suffisent pas pour amener la guérison de la tumeur érectile.

Il peut se développer des kystes, qui, d'après Broca, seraient dus à un travail inflammatoire, qui en oblitérant les vaisseaux par place, laissent persister entre les points oblitérés de petits cylindres creux, qui d'abord remplis de sang se dilatent ensuite sous forme de kystes.

Traitement. — Les procédés chirurgicaux employés contre les tumeurs érectiles sont fort nombreux et on peut les ranger en deux classes. Ceux qui ont pour but de les détruire, les autres de les faire disparaître en les modifiant. Les premiers déterminent une perte de substances, les autres n'en produisent pas. A coup sûr, entre les deux catégories de procédés l'hésitation n'est pas permise, et si l'on considère que les tumeurs érectiles siégent le plus souvent à la face, qu'elles occupent fréquemment les lèvres, les paupières, où les pertes de substance peuvent avoir les plus grands inconvénients, l'attention devra naturellement être un peu détournée des procédés d'extirpation pour se porter sur les procédés modificateurs.

« Des méthodes de traitement préconisées contre

les tumeurs érectiles, celle-là nous paraît plus sûre, plus commode, moins dangereuse et susceptible du plus grand nombre d'applications, qui consiste à exécuter dans la tumeur un travail inflammatoire de nature à modifier sa texture, et parmi les procédés qui s'y rattachent, nous distinguons les caustiques, l'acupuncture, l'injection des acides et surtout le séton employé de la manière que nous avons indiquée, ce dernier moyen est préférable à tous les autres dans le cas de tumeurs érectiles veineuses occupant une grande étendue. » (Bérard, *Compendium.*)

Broca s'exprime d'une façon analogue : « D'une manière générale les procédés qui agissent en modifiant la tumeur, doivent être préférés à ceux qui la détruisent. » Cette règle souffre toutefois un certain nombre d'exceptions, comme dans le cas de tumeurs saillantes et pédiculées, dans le cas de tumeurs superficielles bien circonscrites et peu étendues, qui sont saillantes sans être pédiculées. La petite cicatrice qui résulte de l'opération est moins disgracieuse que ne le serait l'induration saillante consécutive à une guérison par inflammation.

Nous ne dirons que peu de mots des procédés de destruction. Les plus sûrs sont la ligature par le procédé de Rigal de (Gaillac), la galvanocaustique. On peut citer comme beaux résultats ceux qu'a obtenus M. Trélat et qui sont consignés dans la *Gazette hebdomadaire*, années 74 et 76. Dans un cas il s'agissait d'une tumeur érectile mesurant verticalement 14 centimètres et 11 transversalement, essentiellement constituée par des artères qui avaient à la circonférence le volume de la radiale, cinq aiguilles d'acier furent passées à la base de la tumeur et une chaîne d'écraseur fut appliquée en arrière des aiguilles. La tumeur représentait alors la tête d'un fœtus. En 35 minutes, la masse morbide fut enlevée sans hémorrhagie avec l'anse galvanocaustique. Dans l'autre cas, il s'agissait d'une tumeur érectile du dos ayant 4 centimètres de largeur sur 18 millimètres d'épaisseur. La tumeur fut extirpée sans hémorrhagie avec l'anse galvanocaustique. La section dura 4 minutes.

L'extirpation au bistouri, préconisée par M. Porta, est aujourd'hui assez généralement abandonnée.

La cautérisation avec la pâte de Vienne, vantée par Bérard, conviendrait surtout aux tumeurs érectiles siégeant dans la peau, son efficacité étant beaucoup moins bien démontrée dans le cas de tumeur érectile sous-cutanée, ainsi que cela ressort des communications de M. Guéniot à la Société de chirurgie.

En résumé, la chirurgie comprend les procédés les plus efficaces pour détruire les tumeurs érectiles.

Procédés modificateurs. — Le principe sur lequel repose la seconde catégorie de ces procédés dérive de l'observation même de la marche des tumeurs érectiles. Il arrive, en effet, que spontanément ou à la suite d'une contusion une inflammation se développe dans la tumeur. Celle-ci consécutivement s'atrophie et finit par disparaître. Cette inflammation débute généralement par une ulcération très-superficielle, toute petite d'abord, puis gagnant en surface et en profondeur. Elle fournit une suppuration séreuse analogue à celle d'un vésicatoire. Elle laisse comme cicatrice une tache blanchâtre au niveau de laquelle la plupart des vaisseaux primitifs de la tumeur sont oblitérés. A cette oblitération superficielle s'en joint une autre plus profonde, de sorte que la tumeur arrive sinon disparaître, à du moins à diminuer considérablement.

Se basant sur ces phénomènes, les chirurgiens eurent l'idée qu'en développant une inflammation dans les tumeurs érectiles, ils arriveraient au même résultat que la nature. De là les procédés consistant à introduire des corps étrangers, soit solides, soit liquides, dans les tumeurs. De là l'acupuncture préconisée par Lallemand.

« C'est parce que je savais que les tissus morbides se comportent comme leurs analogues à l'état de santé que j'ai pensé à provoquer dans les tumeurs érectiles des transformations semblables à celles que j'avais observées dans les corps caverneux : c'est parce que j'avais réfléchi aux effets consécutifs de l'inflammation sur tous les organes que je crus pouvoir m'en servir pour provoquer des indurations morbides dans les tissus éminemment vasculaires dont je voulais entraver la circulation; et le résultat a dépassé mon attente, puisque j'ai obtenu par ce moyen la transformation complète de ces tissus érectiles en tissus fibreux et même fibro-cartilagineux.

« Je ne chercherai pas à expliquer comment ce réseau vasculaire s'étend successivement, et quelquefois avec une grand rapidité, du point primitivement affecté aux parties voisines ; mais il est évident, d'après tout ce qui précède, que la congestion inflammatoire a pour premier effet de déposer entre les mailles de ce réseau vasculaire des fluides gélatino-albumineux ; que l'absorption soustrayant l'eau qui maintenait ces matériaux à l'état liquide, les épaissit, les condense de plus en plus, en forme un tissu nouveau plus dur et par conséquent moins perméable que celui qui existait. C'est ce qui explique le gonflement livide, le ramollissement, la suppuration, qui se manifestent dans la première période du traitement et les résultats inespérés qu'on voit successivement se dévelepper dans la seconde. L'absorption continuant d'agir sur ces matériaux pendant un temps fort long, mais avec une énergie toujours décroissante à mesure qu'ils sont moins aqueux, ce n'est qu'au bout d'un temps fort long qu'on peut bien apprécier tout ce qu'on a obtenu, et plus on s'éloigne du moment de l'opération, plus les parties prennent un aspect favorable. » Lallemand, *Arch. méd.*, 1835.

Bérard, jugeant l'acupuncture insuffisante, eut l'idée de faire des injections de nitrate acide de mer-

cure dans les trous faits par les aiguilles, mais il ne
tarda pas à abandonner ce procédé en raison des
graves accidents locaux et généraux qu'il déterminait.
Il le remplaça par le séton. L'inoculation du virus
vaccinal employé depuis plusieurs années en Angle-
terre par plusieurs chirurgiens, entre autres Earle,
Downing, Hodgson, fut introduit eu France par Tar-
ral, en 1834. Ce procédé, qui consiste à faire plusieurs piqûres sur la tumeur, est un des meilleurs et
convient spécialement aux taches et aux tumeurs
superficielles pas trop étendues. Voici à cet égard
l'opinion de M. Depaul : « Toute tumeur érectile,
ayant la largeur d'une pièce d'un franc, guérit presque à coup sûr par la vaccination. Si elle a l'étendue
d'une pièce de deux francs, elle ne la guérira presque
jamais, et jamais si elle offre une plus grande dimen-
sion. » M. Depaul fait dix à douze piqûres, il n'y a
jamais d'hémorrhagie. La vaccination est un pré-
cieux moyen, surtout pour la face. Il fait remarquer
que presque tous les nouveau - nés ont des taches
siégeant de préférence au front et aux paupières ; il
n'y faut pas toucher, elles disparaissent presque toujours d'elles-même au bout de quelques mois. On a
imaginé de traverser la tumeur avec des aiguilles
rougies au feu. (Caron du Villardi.) M. Tillaux a pu-
blié une observation de guérison d'une tumeur érectile grosse comme une mandarine, qu'il avait traitée
par les applications réitérées d'aiguilles rougies au
feu. La tumeur avait débuté par une tache rouge

violacée congénitale de la largeur d'une pièce d'un franc. (*Gazette hebdomadaire*, 1874.)

Les fils de platine rougis par la pile galvanocaustique, employés à Londres par M. Hilton, en 1852, et à Paris, par M. Nélaton, ont aussi donné de bons résultats.

Les injections coagulantes n'agissent pas exclusivement dans la cure des tumeurs érectiles en coagulant le sang; elles se rapprochent beaucoup des procédés que nous venons d'énumérer par l'inflammation qu'elles développent. La plus importante de toutes, celle qui a le plus occupé les chirurgiens, est l'injection coagulante de perchlorure de fer.

Le perchlorure de fer fut d'abord appliqué en injections pour les anévrismes par Pravaz, qui avait reconnu le premier son action coagulante. Les chirurgiens de Lyon, MM. Valette, Pétrequin, Desgranges, l'employèrent plus tard en injections dans les varices, à 30 degrés aréomètre Baumé. A la suite des résultats obtenus dans la cure des varices, on l'appliqua en injections aux tumeurs érectiles.

On se servit d'abord de la solution à 30 degrés, mais on reconnut qu'il déterminait des accidents locaux sérieux, tel que la suppuration des eschares. Suivant M. Broca, le perchlorure ne doit pas dépasser 12 à 15 degrés. On a neuf chances sur dix, pense M. Broca, pour être à l'abri des accidents graves; mais il ne nie pas que, même à cette dose faible, le perchlorure ne puisse être nuisible chez certains sujets.

Un liquide plus concentré produirait presque in-
failliblement une eschare. « Les conditions, dit
M. Broca, diffèrent ici radicalement de celles où l'on
se trouve placé lorsqu'on opère un anévrisme ou une
varice. Dans ce dernier cas, l'extrémité de la canule
est libre dans une cavité spacieuse ; le perchlorure
pénètre en quantité relativement très-petite dans une
masse de liquide ; c'est sur ce liquide qu'il agit presque exclusivement, et les parois de la cavité ne su-
bissent qu'une action légère, parce que le perchlorure qui les atteint est déjà dilué dans une grande
quantité de serum. C'est ainsi du moins que les
choses se passent lorsque la dose de l'injection est
convenablement fixée. Dans les tumeurs érectiles, au
contraire, le liquide injecté entre directement et immédiatement en contact avec les tissus. La pointe
du trocart étant presque toujours plus grosse que les
vaisseaux de la tumeur, ne s'engage pas dans un de
ces vaisseaux, mais en divise plusieurs et divise en
même temps le stroma interposé. Lorsqu'on retire le
poinçon, il reste au devant et autour de la canule
une petite cavité artificielle qui communique avec
plusieurs vaisseaux, et le liquide injecté dans la canule ne pénètre dans ces vaisseaux qu'après s'être
mis en contact avec les tissus divisés. Il faut donc
que la solution soit assez étendue pour être incapable
d'une action caustique. »

Précautions à prendre pour l'opération : ne se
servir que de solutions à 12 ou 15 degrés ; établir

préalablement une compression circulaire pendant
et après l'opération pour empêcher les embolies pulmonaires de se produire.

Cette compression peut s'exercer au moyen d'un
anneau métallique, lorsque la tumeur repose sur un
plan osseux. Lorsqu'elle siége dans l'épaisseur des
joues et des lèvres, on se sert avec avantage de
l'amygdalotome, dont l'anse coupante a été retirée.

Vu le réseau inextricable de la tumeur, il faut pra-
tiquer plusieurs injections, chacune de 2 ou 3 gouttes.
Les ponctions doivent être situées à 1 centimètre de
distance.

Un certain nombre de guérisons ont été obtenues
par les injections de perchlorure dans les tumeurs érectiles ; et, pour n'en citer que quelques-unes, il y a dans
les bulletins de la Société de chirurgie, 1860, trois
observations de guérisons dues à MM. Depaul, Broca,
Richet.

Nous citons l'observation de M. le professeur
Richet.

OBSERVATION. (Extraite des *Bulletins de la Société
de chirurgie*, 1860.)

Il s'agit d'un enfant, âgé de douze ans, porteur
d'une tumeur érectile siégeant à l'avant-bras et à la
main.

Ce jeune homme est entré dans mon service
dans les premiers jours d'octobre 1858. M. Foucher,

qui me remplaçait alors, fit appliquer sur l'avant-bras des vésicatoires qui furent pansés avec la solution de perchlorure. Malgré leur action énergique, ces applications, dont on peut voir encore aujourd'hui les traces sur la peau, n'amenèrent aucun soulagement sensible, et lorsque je repris mon service au mois de novembre, je constatai les symptômes suivants :

L'avant-bras droit, dans ses deux tiers inférieurs, en avant, est occupé par une tumeur mollasse, fongueuse, mal circonscrite, sans limites bien définies, qui soulève la peau et masque complétement les saillies tendineuses, même lorsque le malade cherche à les rendre apparentes en contractant les fléchisseurs des doigts. Cette tumeur s'étend à la main, en passant au-devant du ligament annulaire, et occupe surtout l'éminence thénar, de telle sorte que, comparée à celle du côté opposé, cette région offre un volume double. La pression de la tumeur est extrêmement douloureuse; il en est de même des mouvements exécutés par le malade.

Lorsque après avoir comprimé la tumeur avec les deux mains pendant quelques minutes, on l'abandonne brusquement à elle-même, on constate qu'elle a sensiblement diminué, de volume; mais qu'insensiblement elle se gonfle, sans cependant offrir de notables pulsations, excepté pourtant en un point, en devant du poignet, où l'artère radio-palmaire très-développée soulève le tégument.

La couleur de la peau, lorsque le membre est horizontalement étendu, est légèrement violacée; mais si on laisse pendre l'avant-bras seulement quelques minutes, elle prend une teinte violet foncé, et l'on voit alors quelques veinules variqueuses se gonfler et se dessiner sous la peau, surtout au niveau de l'éminence thénar. Enfin, lorsqu'on établit sur le bras une compression circulaire, on augmente notablement le volume de la tumeur; on le diminue au contraire en comprimant l'artère humérale. Dès que la compression du vaisseau principal du membre a cessé, on constate que la tuméfaction reparaît progressivement et insensiblement sans qu'on puisse y remarquer le plus léger battement isochrone au pouls.

D'ailleurs, l'oreille, armée ou non du stéthoscope, appliquée sur toutes les parties de la tumeur successivement, ne pouvait pas saisir le plus léger bruit de souffle.

Il était impossible de méconnaître que nous avions affaire à une tumeur érectile veineuse, diffuse, mal limitée, ne communiquant avec le système vasculaire artériel que par l'intermédiaire de capillaires, qui ne laissent pas arriver jusque dans les mailles du tissu qui les compose, l'impulsion de l'ombie sanguine, et, d'autre part, n'ayant avec le système veineux que des communications assez restreintes, ainsi que le démontrait l'absence des vaisseaux variqueux lors de la compression circulaire du bras. Le développement de la tumeur s'était d'ailleurs effectué avec assez de rapidité, car il ne remontait pas au delà de vingt mois.

MM. Denonvilliers et Nélaton, auxquels je parlai de ce cas curieux, n'étaient point d'avis de tenter les injections de perchlorure que je me proposais de faire ; le premier de ces chirurgiens, parce qu'il les redoutait comme pouvant amener de fâcheuses complications ; le second, parce qu'il les considérait comme inefficaces, ayant eu l'occasion de faire jusqu'à cent vingt de ces injections sans résultat avantageux dans un cas où une tumeur analogue avait envahi tout le membre supérieur, de l'omoplate aux doigts.

Néanmoins, je me décidai, le 1er décembre, à faire, avec la seringue de Pravaz, deux injections de cinq gouttes chacune de perchlorure de fer à 40 degrés, fournis par la pharmacie de l'hôpital Saint-Louis. Les injections furent faites : la première à 3 centimètres au-dessus du poignet, la deuxième à 3 centimètres plus haut, en dehors du paquet des tendons fléchisseurs et de manière à éviter l'artère radiale.

Le résultat fut à peu près nul au point de vue de l'affaissement de la tumeur, mais il n'y eut aucun accident, et je constatai le lendemain la présence de deux nodosités au point où avaient été faites les injections, nodosités qui persistent encore aujourd'hui.

Enhardi par cette innocuité, je fis, le 19 décembre, trois nouvelles injections sur le côté cubital des tendons, et je déposai ainsi dans chaque piqûre de 15 à 20 gouttes de perchlorure, chaque piqûre étant éloignée de l'autre de 3 centimètres. La douleur fut assez vive pendant et après l'opération ; mais, néanmoins, le lendemain et les jours suivants se passèrent sans accident aucun. Cette fois, j'eus la satisfaction de constater qu'autour de chaque piqûre il s'était fait une large zone coagulante qui s'étendait un peu chaque jour, si bien qu'elles finirent par se rejoindre. Alors il fut évident pour tous que la tumeur avait sensiblement diminué de volume. Le 8 janvier 1859, je pratiquai deux nouvelles injections, une au niveau de l'éminence thénar et l'autre à l'avant-bras, et j'obtins le même résultat que précédemment. Enfin, le 5 février, je pratiquai trois autres injections de 15 ou 20 gouttes comme les secondes, sur la tumeur de l'avant-bras, et celle de la main, et le résultat fut encore aussi négatif pour les accidents et aussi concluant pour l'oblitération des mailles du tissu érectile.

Le 22 février, le petit malade, ennuyé d'un aussi long séjour à l'hôpital (il y avait passé cinq mois), demanda à sortir, promettant qu'il reviendrait nous voir. Voici à cette époque, l'état dans lequel il était :

« La tumeur, dit l'interne qui a rédigé l'observation, n'a plus cette consistance moelleuse, elle ne cède plus à la pression comme au début ; elle semble s'être solidifiée et devenue comme imperméable à la circulation. En effet, lorsqu'on comprime l'artère humérale, elle n'a plus la tendance à diminuer, et la compression du contour de l'avant-bras ne la fait plus gonfler ; enfin les téguments ont une couleur blanche et ont perdu cette teinte violacée qu'ils avaient à un si haut degré lors de la déclivité de l'avant-bras.

« Aujourd'hui, après un an, il est venu pour me montrer son bras guéri, me dit-il, complétement. Je ne puis partager son optimisme, car je trouve encore à la partie moyenne de l'avant-bras, là où je n'ai point fait d'injections, je trouve, dis-je, que la tumeur a conservé quelque chose de molasse qui me fait craindre que là il reste encore quelques traces de tissus érectile ; mais, partout ailleurs, au niveau de l'ancienne éminence thénar, comme à la partie inférieure de l'avant-bras, la tuméfaction a disparu et on trouve encore des nodosités dans tous les points où a été déposé le perchlorure. La saillie des tendons a reparu ; la peau a perdu sa coloration violacée, elle est même plutôt décolorée que celle de l'avant-bras gauche ; mais le membre est un peu atrophié, probablement à cause de l'inaction. Le malade, d'ailleurs, ne souffre plus que quand on lui comprime l'avant-bras un peu fortement ; les mouvements sont presque aussi libres que du côté opposé, et il peut se livrer sans fatigue à son métier de coiffeur qu'il a embrassé d'après mes conseils. Il me

semble, Messieurs, que ce fait dépose tout à la fois
en faveur de l'innocuité et de l'efficacité du perchlorure dans les tumeurs érectiles veineuses, et c'est à
ce double point de vue que j'ai désiré vous communiquer cette observation et vous faire examiner le
malade. »

Ce fait témoigne de l'efficacité du perchlorure et
il est intéressant au point de vue de son innocuité
sur les tissus, quoique employé à un degré élevé :
40 degrés.

Mais si l'on peut compter un certain nombre de
cas où le perchlorure a été efficace, il y en a aussi
dans lesquels il a été nusible. Deville rapporte
deux cas de tumeurs érectiles traitées par Lawrence,
qui furent suivies de gangrène, qui dans un cas alla
jusqu'à mettre les os du crâne à nu. On lui a rep-
proché d'être inefficace à dose faible (Bœckel,
Follin).

« Si l'on est à l'abri des accidents, on n'obtient
pas de guérison sérieuse. Souvent tout se borne à la
formation de caillots durs, disséminés, çà et là, au
milieu de la production érectile; d'autres fois toute
la masse est solidifiée, mais à la place d'une tumeur
molle on a une masse dure, persistante et qui, au
point de vue de la difformité, ne diffère pas de la
première tumeur. » (Follin, *Traité de pathologie externe.*)

D'après M. Broca, les injections coagulantes à dose

faible sont efficaces ; elles conviennent spécialement aux tumeurs sous-cutanées et devraient être appliquées avant tout autre moyen.

D'autres liquides coagulants ont été injectés ; on peut citer les injections d'alcool (Delpech), de vin (Stanley), d'acide citrique ou d'acide acétique (Pétrequin), d'alun ou d'eau de Pagliari (Martin Saint-Ange), de lactate de fer (Brainard), d'acétate de péroxyde de fer (Lussona).

La liqueur iodo-tannique préconisée par M. Desgranges, dans le traitement des varices et employée surtout à Lyon, a été l'objet d'une étude intéressante faite par ce chirurgien sur ses propriétés coagulantes. De ses recherches faites avec M. Guilliermand, il conclut que la liqueur iodo-tannique n'a guère qu'un tiers de la force hémoplastique du perchlorure à 30 degrés, que le tannin est l'élément coagulant, formant avec les alcalis du sang des tannates solubles. En injection dans les varices, il n'avait déterminé que de très-légers accidents comparativement à ceux du perchlorure ; le caillot s'étend beaucoup plus loin que celui du perchlorure. Walton a employé avec succès l'injection d'acide tannique dans un cas de nævus sous-cutané de la racine du nez.

Dans ces derniers temps, M. le professeur Verneuil a eu l'idée de traiter les tumeurs érectiles par les injections d'hydrate de chloral à parties égales préconisées par Porta pour le traitement des varices.

Voici le compte rendu des travaux de Porta :

Le professeur Porta a écrit sur la cure radicale des varices un mémoire remarquable sous tous les rapports. Il fait précéder la méthode curative qu'il préconise, d'une étude sur l'anatomie pathologique des veines variqueuses dans laquelle il énonce les complications qui peuvent avoir lieu, le mode de guérison qui quelquefois a lieu sans l'intervention de l'art.

Comme ce sont les veines inférieures et surtout la saphène où les varices constituent une véritable infirmité, nous pouvons dire qu'il a fait un traité d'anatomie pathologique et de thérapeutique des veines variqueuses des jambes. C'est dans ce traité qu'il fournit le plus grand nombre d'observations.

Il étudie ensuite le varicocèle.

Le professeur Porta insiste surtout sur le traitement, et il expose avec un grand savoir toutes les méthodes qui ont été employées anciennement et de notre temps. Il les examine, il les confronte, en donne le résultat et il conclut avec d'autres, que chacun de ces traitements peut donner de bons résultats, mais ils ne sont pas exempts de dangers. Ayant le premier reconnu dans le chloral son action locale coagulante de la fibrine du sang et de l'albumine du sérum, comme il résulte de son mémoire lu en 1870 à l'Institut lombard, il en a fait des applications très-utiles dans le traitement des varices et l'utilise ces trois dernières années exclusivement sans plus penser à d'autres moyens. « Je fais dissoudre un gramme, un gramme et demi, deux grammes d'hydrate de chloral dans une quantité égale d'eau distillée, et cette dose est destinée à plusieurs injections. D'abord j'injectais un gramme à la fois, mais depuis, j'ai reconnu qu'un demi-gramme et même un tiers de gramme suffisait. »

Avec cette petite quantité d'un gramme de solution, il y a suffisamment de quoi faire deux et trois injections sans avoir besoin de remplir de nouveau la seringue. La solution se fait instantanément à froid, elle est très-claire, sans aucun sédiment, on peut la prendre même à l'intérieur.

J'ai adopté la seringue de Pravaz pour les injections hypodermiques, ou de petites seringues en cristal, de la capacité d'un gramme, vissées sur des canules d'or et d'acier, fines comme des épingles, tout à fait capillaires.

La varice se trouvant distendue par la position verticale du membre, on tient l'appareil tout prêt; on pique la peau et la veine, on répète les piqûres deux fois, trois fois et même davantage, et cela rapidement à différentes distances sur le trajet de la veine. On met ensuite un morceau de diachylon sur les piqûres et l'opération est terminée à la surprise des patients et des assistants. Il arrive qu'avec ce traitement insignifiant, la guérison est opérée.

La coagulation se fait à l'instant, on peut le sentir avec les doigts dans la varice qui, oblitérée dans plusieurs points de son trajet a disparu. Si les rameaux

latéraux sont encore distendus, on fait quelques injections sur ces rameaux pour les faire disparaître
Avant l'injection, le pied posé à terre, présente toutes les veines gonflées ; un instant après, par le fait de la coagulation improvisée, elles ont disparu pour toujours.

Le malade garde le lit pendant quelques jours pour prévenir la possibilité d'une légère phlèbite locale qui peut arriver à la suite de mouvement et de choc.

Dans la suite, le coagulum s'absorbe, les veines s'atrophient et elles cessent d'être variqueuses.

Les anomalies et les complications que le professeur e t à observer dans la cure des varices avec sa méthode sont les suivantes :

1° *Le ramollissement du thrombus.*—Quelques jours après les injections, le thrombus se ramollit, se tuméfie, devient fluctuant. On y fait des applications de fomentations d'eau végéto-minérale, des infusions d'arnica, et ce qui vaut encore mieux, une légère compression pendant quelques semaines. La partie liquide disparaît sans avoir besoin de faire des ponctions, et le thrombus redevient. dur et indolent jusqu'à ce qu'il soit absorbé.

2° *La phlébite.* — Les injections provoquent quelquefois une légère phlogose. On applique alors des catap'asmes émollients ou des fomentations résolutives.

3° *L'abcès.* — Il est circonscrit ; on l'ouvre avec une lancette. On purge le malade pendant quelques jours. Ces accidents sont rares et ont été observés par l'auteur deux fois seulement.

4° *La gangrène.* — Sur quatre patients vieux. Au lieu de la piqûre, s'est manifestée une eschare noire-grise de la grandeur d'une lentille qui tombe au bout d'une semaine en laissant une petite plaie qui a été vite cicatrisée.

Il rapporte quinze cas de cure de varices aux jambes et un de varicocèle. Il a vu plusieurs de ses opérés, à diverses époques, après les avoir renvoyés de la clinique, et la guérison se maintenait sans indice de récidive. Les malades qu'il a soignés pendant trois ans, de varices aux jambes et de varicocèles, furent au nombre de trente-trois : vingt-deux hommes, onze femmes ; neuf de ces malades avaient des varices aux deux jambes. Il a pratiqué sur chaque varice, trois, quatre, six injections ; il en a pratiqué jusqu'à cent quarante-quatre. » (Omodei, *Annali universali di medicina.*)

En résumé, la solution d'hydrate de chloral, parties égales, produit la coagulation du sang dans les varices et ne donne lieu qu'à des accidents consécutifs exceptionnels. Sur trente-trois cas de varices opérées, deux fois seulement des abcès. Quatre fois une eschare de la grandeur d'une lentille donnant lieu à une petite plaie promptement cicatrisée.

Les choses doivent-elles se passer aussi simplement dans le cas d'injections dans les tumeurs érectiles? Les conditions anatomiques sont différentes;

dans la veine, l'injection agit principalement sur le sang ; dans la tumeur, l'injection est nécessairement en rapport avec le tissu conjonctif.

Les expériences sur les animaux démontrent que les injections de chloral dans le tissu cellulaire sont loin d'être innocentes, et c'est une des raisons pour lesquelles les injections hypodermiques sont un peu abandonnées dans la médecine expérimentale. Sur un cochon d'Inde, auquel on injecte une solution au 5°, l'injection détermine une infiltration œdémateuse des muscles qui ont subi un changement de coloration ; ces muscles sont comme brûlés, les nerfs sont jaunâtres. Çà et là, on aperçoit une suppuration particulière à ces animaux, suppuration jaunâtre et à demi-sèche, comme caséeuse.

L'injection offre-t-elle la même gravité chez l'homme ? MM. Horand et Peuch regardent comme exceptionnelle l'inflammation du tissu cellulaire, la formation d'abcès ou d'eschares. « Lorsque la solution n'est pas acide et que l'on a le soin de ne pas déchirer le tissu cellulaire, on observe rarement cette complication. L'inflammation légère qui se produit alors se résout facilement. Aussi vaut-il mieux, dans quelques cas, au lieu de pousser toute l'injection dans un seul point, faire plusieurs injections. Il ne faut donc pas rejeter cette forme d'administration du chloral, d'autant plus qu'elle a ses applications et peut même être indispensable dans un grand nombre de cas, tels que chez quelques aliénés, dans le *delirium tremens*, le tétanos, etc. » (*Mémoire sur le chloral.*)

MM. Horand et Peuch recommandent comme injection hypodermique, l'injection d'un gramme de solution parties égales.

Les propriétés coagulantes de l'hydrate de chloral parties égales ont été bien mises en évidence par les expériences de M. Vulpian. Voici à quelle occasion elles furent faites : après des expérimentations chez les animaux, M. le Dr Oré avait eu l'idée d'employer des injection intra-veineuses de chloral pour produire l'anesthésie chez l'homme. Ce procédé avait l'avantage de procurer une anesthésie plus durable que celle du chloroforme. Il pratiquait ces injections avec des solutions de chloral concentré, 10 grammes de chloral pour 10 grammes d'eau. Ce procédé nouveau d'anesthésie fut, à la Société de chirurgie, l'objet de sérieuses objections, entre autres la coagulation du sang et la possibilité d'embolies pulmonaires. M. Tillaux, dans la séance du 13 mai 1874, fit la communication d'une autopsie d'un tétanique chez lequel il avait pratiqué l'injection intra-veineuse avec la solution de M. Oré, et qui avait des caillots, formés avant la mort, dans les veines du bras et dans le cœur droit. M. Verneuil rappela que les chirurgiens italiens se servaient du chloral comme traitement de varices et que, de l'innocuité de l'injection chez les animaux, on ne pouvait pas conclure à l'innocuité chez l'homme, surtout chez l'homme malade.

M. Vulpian expérimenta avec la solution de chloral que M. Oré avait récemment employée en injection intra-veineuse dans un cas de tétanos, et avec une solution au 5°.

« Le sang, au contact de la solution à parties égales, a pris une teinte gris-blanchâtre et est devenu grumeleux comme si on y avait versé de l'alcool. L'autre sang ne s'est pas encore modifié, il va changer aussi de teinte tout à l'heure, mais il est certain qu'il s'altère beaucoup moins rapidement et à un plus faible degré que celui qui est mêlé à une solution en proportions égales de chloral dans l'eau. » (*Cours de M. Vulpian.*).

En raison des accidents qui peuvent se produire à la suite d'une injection de chloral à parties égales dans les tumeurs érectiles, tels que l'embolie pulmonaire, il faut avoir soin de comprimer la périphérie de la tumeur.

Cette compression est bien faite à l'aide d'un anneau métallique. Cela fait, M. Verneuil injecte, avec la seringue Pravaz, 20 gouttes de la solution de chloral dans la tumeur, de façon à injecter quelques gouttes dans quatre ou cinq points différents et sans retirer l'instrument de la tumeur. Il se forme là autant de foyers de coagulation et d'irritation qui doivent contribuer à l'oblitération de la tumeur. L'injection terminée, M. Verneuil continue la compression pendant dix minutes, temps nécessaire pour laisser à la coagulation de se faire complétement. La compression est d'autant plus importante à faire, qu'il peut résulter des accidents graves de l'introduction du chloral dans le sang, ainsi que cela ressort de l'observation que M. Marc Sée a bien voulu nous communiquer.

Observations dues à l'obligeance de M. Marc Sée.

Première Observation.

Au mois de décembre 1874, un garçon d'une trentaine d'années fut présenté à M. Sée par le docteur Delasiauve. Il portait au-dessous de la paupière inférieure droite, au niveau de l'os malaire, une tumeur du volume d'une forte noix, présentant tous les caractères des tumeurs érectiles veineuses, se gonflant quand le malade baissait la tête, quand on pressait sur le trajet de la veine faciale, sous l'influence de toute cause d'accélération de la circulation. Cette tumeur avait commencé à paraître plusieurs mois auparavant et faisait des progrès notables ; la peau était sans altération, elle présentait seulement une légère teinte bleuâtre.

Le malade éprouvait de temps en temps des espèces de battements lorsque la circulation était un peu excitée par le mouvement.

Avant de rien entreprendre, M. Sée désira avoir l'avis du professeur Verneuil, vu le voisinage de la veine ophthalmique et les conséquences d'une embolie.

« C'est alors que M. Verneuil me fit part du travail de M. Porta sur la guérison des varices par les injections de chloral. Nous fûmes d'avis tous deux d'essayer les injections contre les tumeurs érectiles. »

Le lendemain de cette consultation, après avoir fait exercer une compression sur l'angle interne de l'œil, afin d'interrompre la circulation entre la veine faciale et la veine ophthalmique, M. Sée injecta avec la seringue Pravaz et en me servant de la double canule de M. Broca une dizaine de gouttes de la solution de chloral (parties égales). Il se produisit immédiatement un noyau dur qui envahit la plus grande partie de la tumeur. Ce noyau, les jours suivants, devint le siége d'une légère douleur, surtout à la pression, et il y eut un peu de tuméfaction et de douleur.

Immédiatement après l'opération, on appliqua sur la tumeur une couche de ouate.

Quatre jours après, craignant que les parties périphériques de la tumeur ne fussent pas converties en une masse solide, trois petites injections supplémentaires furent faites, lesquelles parurent amener la solidification de toute la masse. La tuméfaction qui s'était produite se dissipa rapidement, en même temps que les douleurs, et le malade retourna dans sa famille, conservant une tumeur non moindre que celle qu'il avait offerte en arrivant; mais tous les symptômes des tumeurs érectiles avaient disparu.

Cinq ou six mois après, il a été revu par M. Sée; la tumeur avait diminué notablement de volume; mais elle était encore très-appréciable à la vue. Les téguments avaient perdu leur couleur bleuâtre, la tumeur ne présentait plus les changements de volume que l'on pouvait y déterminer auparavant, et au toucher on constatait une masse mollasse, comme graisseuse, présentant les caractères de certains lipômes. M. Sée pense que la marche rétrograde de la tumeur continuera et amènera la disparition graduelle de la déformation des traits.

2ᵉ Observation.

Le 17 mai 1875, on vint présenter à M. Sée, à l'hôpital Sainte-Eugénie, un enfant de quatre mois qui portait à la partie moyenne de la lèvre supérieure une tuméfaction diffuse qui avait envahi toutes les couches de la lèvre et qui était évidemment due à une transformation érectile des tissus.

Le lendemain, il fit dans l'épaisseur de cette tumeur une injection d'une quinzaine de gouttes de la solution de chloral. Cette injection suffit pour transformer toute la tumeur en une masse dure.

Les jours suivants, il y eut un peu de tuméfaction qui alla en diminuant, et l'enfant fut ramené à la campagne. Depuis lors, on n'a pas eu de ses nouvelles.

3ᵉ Observation.

M. Sée a traité de la même façon, à l'hôpital Sainte-Eugénie, un enfant présentant une petite tumeur érectile au niveau du sourcil et une autre dans le dos. Ces deux tumeurs, solidifiées par l'injection de chloral, paraissent avoir disparu complétement, puisque la mère n'est pas revenue montrer l'enfant.

4ᵉ Observation.

Dans un autre cas, M. Marc Sée ayant à traiter une tumeur érectile occupant une moitié de la face, résolut de l'attaquer en plusieurs points à la fois au moyen des injections de chloral. Sur divers points de la tumeur, il pratiqua des injections d'une dizaine de gouttes de la solution concentrée, et il constatait avec satisfaction que chacun de cés points devenaient le siége d'une induration étendue, qu'il espérait devoir être le foyer d'autant de guérisons; mais, tout à coup, il s'aperçut que l'enfant était tombé dans un état des plus alarmants. La face était d'une pâleur effrayante, le pouls à peine sensible, la respiration rare. Les accidents augmentant, les battements du cœur s'arrêtèrent par moment ; les inspirations ne se firent plus qu'à de rares intervalles, l'enfant semblait à la dernière période de l'agonie. Malgré les frictions, les excitations de toute espèce, cet état se prolongea plus d'une heure. La faradisation du pneumogastrique et du nerf phrénique donna les meilleurs résultats. Enfin, cet état se dissipa graduellement et l'enfant fut revu le lendemain par M. Sée dans le même état qu'à son entrée. Il resta plusieurs jours encore dans le service, après lesquels les parents l'emportèrent sans qu'il fut possible de constater un changement bien net dans l'état de sa tumeur érectile.

Ce cas montre avec quelle circonspection on doit traiter par le chloral en injection les tumeurs érectiles présentant une grande étendue.

OBSERVATION PERSONNELLE.

M. X..., agé de 40 ans, employé de commerce, entre le 28 juin 1876, à la Pitié, dans le service de M. Verneuil, pour se faire opérer d'une tumeur érectile de la lèvre supérieure.

Début, il y a cinq ans, par une légère tuméfaction occupant le bord libre de la lèvre supérieure. — Développement lent pendant trois ans. A partir de cette époque, la tumeur fit des progrès sensibles envahissant la lèvre entière et empiétant sur la joue droite. Le malade dit que le matin la tumeur augmentait de volume et était violacée.

Au mois de février dernier, il alla consulter une femme, qui lui fit une cautérisation, à la partie interne de la lèvre, avec le perchlorure de fer; l'ulcération mit deux mois à se cicatriser. Cette tentative inutile le décida à aller consulter M. Verneuil.

État actuel. — Le malade présente à la lèvre supérieure une tumeur du volume d'une grosse noix, occupant presque toute la lèvre, mais surtout la moitié droite : cette tumeur se prolonge sur la joue droite et se termine à un travers de doigt du rebord orbitaire. L'aile droite du nez est soulevée, la muqueuse labiale est violacée.

La consistance de la tumeur est molle ; elle n'est pas réductible par la pression. On sent manifestement les mouvements d'expansion et le doigt est visiblement soulevé.

30 juin. *Opération.* — M. Verneuil injecte avec la seringue de Pravaz, une solution de chloral (parties égales), après avoir cerné et comprimé préalablement la tumeur avec un anneau métallique. L'injection est poussée directement dans le centre de la tumeur, de façon à instiller quelques gouttes du liquide dans des points différents. Presque immédiatement la tumeur de molle qu'elle était, devient uniformément dure. La compression est maintenue

pendant dix minutes encore après l'opération.

2 juillet. — La tumeur a beaucoup augmenté de volume et offre une dureté générale. On remarque une eschare très-superficielle, de l'étendue d'une pièce de vingt centimes, siégeant sur la muqueuse au niveau de la piqûre. Les jours suivants, la tuméfaction reste stationnaire, puis décroît; l'ulcération s'agrandit un peu et donne lieu à un écoulement séreux.

8 juillet. — La tumeur reprend le volume et la consistance qu'elle avait avant l'opération; il y a encore cependant quelques points indurés, notamment au-dessous de l'aile droite du nez. La muqueuse labiale à une coloration violacée beaucoup moins prononcée.

11 juillet. — Le malade quitte l'hôpital et doit revenir tous les huit jours.

19 juillet. — J'allai voir le malade. Je constatai que la tumeur, quoique encore très-appréciable à la vue, a pourtant subi une notable diminution. Le malade rapporte que dans la journée du 13 juillet il eût à deux reprises une hémorrhagie qu'il évalue à un quart de litre.

Ces hémorrhagies eurent lieu au niveau de l'ulcération labiale, en voie de cicatrisation aujourd'hui. Il a eu aussi au-dessous de l'aile droite du nez, un petit foyer de suppuration qui n'a pas tardé à se fermer.

24 juillet. — Etat stationnaire.

OBSERVATION PERSONNELLE.

Mlle X. vient consulter, en janvier, M. Verneuil pour une tumeur érectile veineuse considérable de la lèvre inférieure, se confondant avec un nœvus étendu à une grande partie de la face. Le début de la tumeur remonte à trois ans. M. Verneuil lui fit sur un des côtés de la lèvre, au mois de janvier, une injection de chloral. Au mois de mars, il en pratiquait une seconde sur le côté opposé; il se forma une petite eschare qui mit peu de temps à guérir.

J'ai vu cette jeune fille au mois de juillet, la lèvre est volumineuse; il se serait produit cependant, au dire des parents, une amélioration, mais peu sensible.

Les cas de tumeurs érectiles, traités par les injections de chloral, ne sont pas assez nombreux pour qu'on puisse dès maintenant porter un jugement absolu sur leur valeur.

Des observations que nous rapportons, il résulte que dans trois cas les injections d'hydrate de chloral ont donné des résultats favorables et que, de plus, celles-ci n'ont produit aucun accident fâcheux sur les tissus.

Dans un cas rapporté par M. Marc Sée, il s'est produit des accidents graves de chloralisation. Ces accidents, pensons-nous, peuvent être facilement évités en n'attaquant la tumeur que successivement sur les différents points de son étendue.

Paris. — Typ. de Pillet et Dumoulin, 5, rue des Gr.-Augustins.